Les 500 Aliments pauvres en FODMAP

Libérez-vous des troubles intestinaux dus au syndrome de l'intestin irritable avec plaisir

Blanche Vidal Soler,
Diététicienne-Nutritionniste

ISBN : 9781657112841

Je suis Blanche Vidal Soler,
Diététicienne-Nutritionniste.

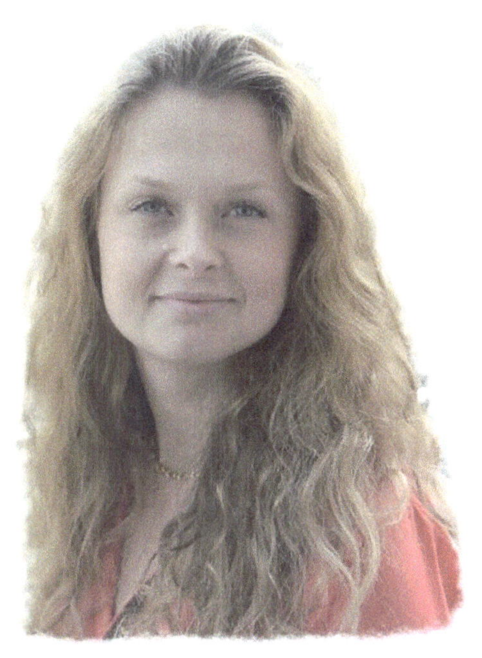

Formée par la Monash University pour m'occuper des patients qui, comme vous, ont le syndrome de l'intestin irritable.

J'ai mis toutes mes compétences pour créer ce guide. Il est spécifiquement adapté pour que vous puissiez suivre la première phase de l'alimentation pauvre en FODMAP facilement. C'est-à-dire la phase 100% pauvre en FODMAP.

Blanche

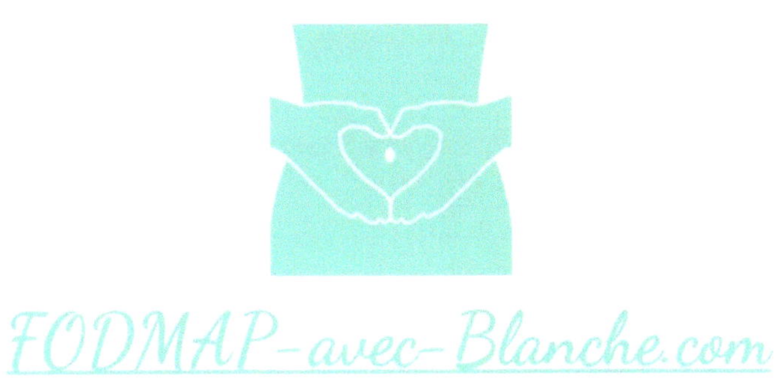

FODMAP-avec-Blanche.com

SOMMAIRE

SOMMAIRE

1. Introduction

Le syndrome de l'intestin irritable SII peut causer de gros troubles intestinaux pouvant vous handicaper dans votre vie personnelle comme professionnelle. Souvent, la première chose qu'on vous propose sont des médicaments ; antispasmodiques, anti-météorisme (ballonnement et flatulence), antidouleurs et même parfois anxiolytique jusqu'aux antidépresseurs. **Cependant, des études ont montrées** (cf. études de la Monash University à Melbourne en Australie) **que ce qui est le plus efficace est d'adopter une alimentation pauvre en FODMAP** qui permet de soulager de 75 à 85 % des personnes souffrant du syndrome de l'intestin irritable (sachant que certaines personnes n'avaient pas bien suivi les recommandations).

Pour en savoir plus vous pouvez regarder mes vidéos sur le SII; ses symptômes et sur son diagnostic.
Pour cela il faut être inscrit à ma formation gratuite de 7 jours depuis cette page:
fodmap-avec-blanche.com/formationgratuite

1.1. Qu'est ce que l'alimentation pauvre en FODMAP

Les **FODMAP** sont des **glucides** (sucres) **à chaines courtes** qui sont **peu ou pas digérés dans l'intestin grêle** et qui, une fois dans le colon, sont utilisés comme nutriments par la flore colique (les bactéries du colon). Ils **produisent alors des gaz lors de la fermentation**. Ces glucides non digérés peuvent aussi arriver tels quels dans l'intestin et faire un appel d'eau, il y a alors apparition de diarrhées osmotiques. Elles peuvent aussi s'accumuler dans l'intestin et créer des constipations. Chaque personne aura des symptômes qui lui seront propres en fonction de sa sensibilité.

FODMAP est un terme anglais qui signifie :

- F : Fermentescibles : qui sont dégradés par la flore colique en produisant de la fermentation
- O : Oligosaccharides : les Fructo-oligosaccharides FOS ou Fructanes et les Galacto-oligosaccharides GOS ou Galactanes
- D : Disaccharide : le lactose
- M : Monosaccharide : le fructose
- A : And : et
- P : Polyols : dérivés des sucres en -ol comme le mannitol, le sorbitol, le xylitol, le maltitol...

Pour en savoir plus vous pouvez regarder ma vidéo sur les FODMAP et pourquoi il peuvent déclencher vos symptômes.
Pour cela il faut être inscrit à ma formation gratuite de 7 jours depuis cette page:

fodmap-avec-blanche.com/formationgratuite

1.2. Les 3 phases de l'alimentation pauvre en FODMAP

Lorsque vous adoptez une alimentation pauvre en FODMAP, pour grandement améliorer votre confort digestif, vous n'allez pas devoir éliminer les aliments ayant des taux moyens et élevés en FODMAP toute votre vie. Vous allez passer par 3 différentes phases :

-Une **première phase d'éviction totale** où vous consommez exclusivement tous les aliments étant pauvres en FODMAP

-Une **deuxième phase de test par réintroduction progressive,** d'un à un de tous les aliments à teneur moyenne et riche en FODMAP. Pour tester, s'ils peuvent être définitivement réintroduit et à quelle quantité ou s'il faut les supprimer en attendant un nouveau test de réintroduction ultérieur.

-Une **dernière phase de croisière,** définitive, où vous connaissez les aliments qui vous causent des troubles digestifs pour les supprimer ou les limiter. Donc vous pouvez consommer les autres aliments riches en FODMAP que vous savez que vous tolérez. Et enfin, à nouveau tester, une fois de temps en temps, lors de cette phase, les aliments mal tolérés pour voir si les choses ont changé.

Chaque personne réagit différemment en fonction du type de FODMAP consommé, la sensibilité à un même FODMAP peut varier d'une personne à l'autre.

Par exemple :

- Certaines personnes pourront consommer sans problème des aliments riches en fructanes.

- D'autres ne pourront les consommer qu'en petite quantité ou seulement les aliments à teneur modérée en fructanes.

- D'autres encore ne toléreront aucun aliment ayant une teneur forte ou modérée, quelle que soit la quantité consommée.

Pour en savoir plus vous pouvez regarder ma vidéo plus précise sur les différentes phases de l'alimentation pauvre en FODMAP.
Pour cela il faut être inscrit à ma formation gratuite de 7 jours depuis cette page:

fodmap-avec-blanche.com/formationgratuite

1.3. Pourquoi ai-je décidé de ne vous parler que des aliments pauvres en FODMAP ?

La plupart des livres que j'ai lus commencent par vous parler des aliments auxquels vous n'aurez plus le droit si vous voulez adopter cette alimentation et vous débarrasser des troubles intestinaux. Il faut avoir beaucoup de motivation pour avoir envie de continuer au vu de la quantité d'aliments interdits. On n'en peut déjà plus avant même d'avoir commencé !

Alors, nous ne parlerons ici que de ces nombreux aliments que vous pouvez consommer pendant la première phase d'éviction des aliments à teneur moyenne et forte en FODMAP, sachant qu'après la phase de réintroduction vous pourrez rajouter ceux que vous savez pouvoir tolérer et aux quantités que vous tolérez.

2. Ces fameux 500 aliments qui vont vous faire du bien

Vous allez donc commencer cette nouvelle alimentation en ne voyant que les choses positives ! Vous allez ainsi découvrir tous les aliments pauvres en FODMAP, et vous verrez qu'ils sont **nombreux**, que vous allez pouvoir vous nourrir **en vous faisant du bien**. Vous verrez qu'on pourra les combiner à l'infini pour faire des <u>recettes</u> variées, simples, équilibrées ou non 😋 , pour tous les jours, pour les jours de fête, à emporter, pour les pique-niques...

Vous ne verrez plus votre alimentation comme un régime, ce qu'elle n'est d'ailleurs pas, mais comme un moyen de se faire plaisir tout en se faisant du bien et en améliorant sa santé jour après jour.

Pour lister tous ces aliments, je me suis servie, entre autre, des **analyses de la composition de chaque aliment** pour vérifier leur teneur en FODMAP (d'après les recherches de la Monash University de Melbourne en Australie).

2.1. Comment utiliser ces tableaux des aliments pauvres en FODMAP

Dans la première colonne après le nom de l'aliment il y a la quantité testée comme pauvre en FODMAP qui est en général l'équivalent d'une portion par repas. Les quantités sont données en crues, sauf quand spécifié autrement comme pour les boites de conserve où les aliments sont précuits et à consommer égouttés.

Dans les colonnes suivantes, il y a la quantité à ne pas dépasser en fonction du type de FODMAP présent :

- S'il n'y a rien dans ces colonnes, c'est qu'il n'y a pas de teneur moyenne ou élevée en FODMAP dans l'aliment. Il peut donc être consommé sans se soucier de la quantité et des autres aliments contenant des FODMAP consommés pendant le repas.

Exemple : le jus de canneberge qui peut être consommé soit en prenant un peu plus de 250 ml soit avec un aliment qui contient des FODMAP, mais à une teneur faible en FODMAP.

- S'il y a une quantité dans une de ces colonnes et que l'aliment est en gras et italique, cela voudra dire qu'il ne faudra pas dépasser cette quantité pour que l'aliment reste faible en FODMAP. Sinon il y aurait une teneur moyenne ou riche en FODMAP :

Exemple : l'eau de coco, si l'on consomme 100 ml cela reste pauvre en FODMAP, mais il ne faut pas dépasser les 100 ml, car elle ne serait plus pauvre en fructanes et sorbitol. Il ne faut donc pas consommer ces aliments pendant le même repas que d'autres aliments eux aussi contenant les mêmes FODMAP en quantité moyenne ou élevée.

J'ai donc mis des codes couleur pour que les aliments à limiter vous sautent bien aux yeux et que vous sachiez quel type de FODMAP ils contiennent.

Fructanes	Galactanes	Fructose	Mannitol	Sorbitol	Lactose

Pour en savoir plus vous pouvez regarder ma vidéo sur comment utiliser ce guide et les quantités indiquées.
Pour cela il faut être inscrit à ma formation gratuite de 7 jours depuis cette page:

fodmap-avec-blanche.com/formationgratuite

2.2. Les boissons

2.2.1 Le café, le thé et le chocolat chaud

Même si le café et certains thés sont pauvres en FODMAP, ils sont à limiter, car la caféine et la théine sont des excitants qui peuvent déclencher ou augmenter les symptômes du syndrome de l'intestin irritable.

Aliments	Autorisé Jusqu'à	Non autorisé à partir de					
		Fructanes	Galactanes	Fructose	Mannitol	Sorbitol	Lactose
Eau à volonté	☺						
Café léger sans lait ou avec du lait sans lactose	60ml						
Kéfir de lait	*23 g*						*23 g*
Kvass (boisson fermentée)	250g						
Poudre de cacao amer	*2 CàC 8 g*	*20 g*	*20 g*				
Poudre de chocolat sucrée pour chocolat chaud	*2 CàC 10 g*	*100 g*	*100 g*				*100 g*
Thé peu infusé (sauf camomille, fenouil, pissenlit, oolong) 1 sachet peu infusé	250 ml						
Thé très infusé (sauf chai, camomille, fenouil, pissenlit, oolong, dandelion) 1 sachet très infusé	*180 ml*	*180 ml*					
Thé Kombucha (boisson fermentée)	*180 ml*	*180 ml*					

2.2.2 Les jus de fruits

Même si certains jus de fruits sont pauvres en FODMAP il est préférable de ne pas en consommer plus de 200 ml par repas car en trop grande quantité ils peuvent déclencher des symptômes.

Aliments	Autorisé Jusqu'à	Quantité					
		Non autorisé à partir de					
		Fructanes	Galactanes	Fructose	Mannitol	Sorbitol	Lactose
Eau de coco en bouteille	100 ml	150 ml				100 ml	
Eau de coco fraiche	100 ml	100 ml				100 ml	
Jus d'orange frais	125 ml			125 ml			
Jus de canneberge							
Jus de carotte							
Jus de tomate							

2.2.3 Les alcools

Beaucoup d'alcools sont pauvres en FODMAP à l'exception du Rhum et des vins sirupeux qui sont riches en Fructose. En revanche ils peuvent déclencher des symptômes donc ils sont à boire avec modération : 1 verre à maximum deux par repas et ce le moins fréquemment possible.

De plus les alcools pétillants; champagne, bière, mousseux, saumur, crémant… sont à limiter car ils augmentent la quantité de gaz dans les intestins.

Aliments	Quantité						
	Autorisé Jusqu'à	Non autorisé à partir de					
		Fructanes	Galactanes	Fructose	Mannitol	Sorbitol	Lactose
Bière	375 ml						
Gin	30 ml						
Kvass	250 ml						
Vin blanc	150 ml						
Vin blanc doux	150 ml						
Vin blanc sec	150 ml						
Vin pétillant (champagne, saumur, crémant…)	150 ml						
Vin rouge	150 ml						
Vodka	30 ml						
Whiskey	30 ml						

2.3. Les légumes et racines (féculents)

Aliments	Autorisé Jusqu'à	Non autorisé à partir de					
		Fructanes	Galactanes	Fructose	Mannitol	Sorbitol	Lactose
Algues séchées (Dulse)	100 g				100 g		
Algues séchées Nori (pour les makis)							
Algues séchées Wakame	10 g				10 g		
Aubergine	75 g					75 g	
Artichaut, cœur en conserve	75 g			75 g			
Artichaut entier	15g	15 g					
Artichaut mariné dans l'huile	10 g	10 g		10g			
*Avocat**	30 g 1/8ème					30 g	
Bette à carde / cardon (silverbeet)							
Betterave en conserve	60 g	60 g					
Betterave, fraiche	20 g	20 g	20 g				
Betterave en pickles (mariné)							
Blette							
Bok Choy (chou de Chine)	75 g					75 g	
Brocoli (entier)	75g			75g			
Brocoli (tête seulement)	75 g			75 g			
Brocoli (tige seulement)	45 g			45g			

* L'avocat est un fruit, mais je l'ai mis dans les légumes pour que vous le trouviez plus facilement pour accompagner vos plats salés.

Aliments	Quantité						
	Autorisé Jusqu'à	Non autorisé à partir de					
		Fructanes	Galactanes	Fructose	Mannitol	Sorbitol	Lactose
Brocoli chinois (Gai lan)	75g	75 g					
Broccolini (entier)	45g			45 g			
Broccolini (tête seulement)	45g			45g			
Broccolini (tige seulement)	90g			90 g			
Carotte							
Callaloo en conserve dans la saumure							
Céleri branche	10 g				10 g		
Céleri rave	75 g				75 g		
Champignons Cèpes séchés	10 g				10 g		
Champignons de paris en conserve seulement	75 g				75 g		
Champignons Pleurotes fraiches							
Champignons Portobello (frais)	10 g				10g		
Champignons Shiitake (frais)	10 g				10g		
Champignons Shiitakes (séchés)	7 g				7 g		
Châtaigne d'eau	75 g	75 g					
Chayote/Choko	84 g	84 g					
Cho / Chayote / Choko	75 g	75 g					
Choucroute (chou blanc fermenté)	20 g				20 g		
Chou blanc	94 g					94 g	

Aliments	Autorisé Jusqu'à	Non autorisé à partir de					
		Fructanes	Galactanes	Fructose	Mannitol	Sorbitol	Lactose
Chou Cavalier (Collard, feuilles)							
Chou chinois (Wombok)	75g	75 g					
Chou-rave							
Chou rouge	75 g	75 g	75 g				
Chou rouge fermenté	75 g	75 g					
Chou vert (feuilles lisses)	75 g					75 g	
Chou vert frisé (de Savoie)	40 g	40 g					
Choux de Bruxelles	38 g (2)	38 g					
Choy sum (chou cantonnais)							
Chrysanthème (feuilles)	75 g			75 g			
Citrouille / potiron							
Citrouille / potiron en purée en conserve	75 g	75 g	75 g				
Cœur de palmier en boite de conserve							
Concombre							
Pâtisson (Courge)							
Courge musquée / citrouille butternut	45 g		45 g		45 g		
Courge spaghetti cuite	75 g	300 g	300 g				
Courgette	65 g	65 g					
Edamame (gousse / cosse de soja) surgelé	90 g	90 g					

Aliments	Quantité						
	Autorisé Jusqu'à	Non autorisé à partir de					
		Fructanes	Galactanes	Fructose	Mannitol	Sorbitol	Lactose
Endive							
Épi de maïs	*43 g*	*63 g*				*43 g*	
Épinards (jeunes pousses : pour les salades)	*75 g*	*75 g*					
Épinards anglais (utilisés chaud en général)							
Fenouil (bulbe)	*48 g*	*48 g*			*48 g*		
Fenouil (feuilles)	*15 g*					*15 g*	
Feuilles d'endive							
Feuilles de chicorée	*75 g*				*75 g*		
Galanga (racine)							
Gombo (Okra)	*75 g*	*75 g*					
Germe de soja / Pousses haricot mungo							
Gingembre (racine)							
Haricots mange tout (plats) frais	*17 g*	*17 g*			*17 g*		
Haricots verts, frais	*75 g*					*75g*	
Igname	*75 g*	*75 g*					
Jicama (tubercule)	*75 g*	*75 g*					
Kale							
Laitue iceberg							
Laitue Rouge (Radicchio)	*75 g*	*75 g*					

Aliments	Quantité						
	Autorisé Jusqu'à	Non autorisé à partir de					
		Fructanes	Galactanes	Fructose	Mannitol	Sorbitol	Lactose
Laitue rouge corail							
Laitue verte (grasse)							
Luzerne (graines germées : Alfalfa)	75 g					75 g	
Lotus (racines, surgelées)	75 g		75 g	75 g			
Maïs doux entier (frais)	38 g					38 g	
Maïs en crème (en conserve)	90 g	90 g					
Maïs en grains (en conserve)	10g	10 g					
Maïs, jeune : Mini en conserve	200 g	200 g					
Manioc	75 g		75 g				
Melon amer (Karela)	15 g	15g					
Navet	75 g					75 g	
Oignon nouveau / ciboule (partie verte)							
Oignons en pickles, marinés au vinaigre	45 g	45 g					
Olives noires, vertes							
Panais							
Patate douce	75 g				75 g		
Petits pois (décongelés)	15 g		15 g				
Petits pois en conserve	45 g		45 g				
Piment vert	28 g						

Aliments	Quantité						
	Autorisé Jusqu'à	Non autorisé à partir de					
		Fructanes	Galactanes	Fructose	Mannitol	Sorbitol	Lactose
Piment rouge	28 g	28 g					
Pleurotes (champignons)							
Poireau (partie verte, pas la blanche)	54 g				54 g		
Pois gourmands : Mange tout	16 g	16 g	16 g		16 g		
Poivron vert	52 g					52 g	
Poivron rouge							
Pomme de terre (non épluchée)							
Pousses de bambou, conserve							
Pousses de bambou, frais							
Racine de taro	75 g		75 g				
Racine de yucca	69 g		69 g				
Radis	75 g						
Radis Blanc (Daikon)	75g	75 g					
Roquette							
Rutabaga							
Salade verte							

Aliments	Quantité						
	Autorisé Jusqu'à	Non autorisé à partir de					
		Fructanes	Galactanes	Fructose	Mannitol	Sorbitol	Lactose
Tomates							
Tomates allongées	75 g	75 g					
Tomates cerise	75 g	75 g					
Tomates pelées en conserve	92g			92 g			
Tomates séchées	8 g			8 g			
Yam	75 g	75 g					

2.4. Les fruits

Bien que certains fruits soient pauvres en FODMAP, je conseille de ne pas en consommer plus de 150g par repas et 300g par jour.

Aliments	Quantité						
	Autorisé Jusqu'à	Non autorisé à partir de					
		Fructanes	Galactanes	Fructose	Mannitol	Sorbitol	Lactose
Abricot	16 g					16g	
Abricot en conserve sans le jus	20 g			20 g		25 g	
Agrume : mélange séchés							
Ananas	140 g	140 g					
Anone (pomme-cannelle)	30 g		30 g				
Baies de Goji séchées	10 g	10 g					
Banane pas très mûre	100 g (1)	100 g					
Banane bien mûre	35 g (1/3)	35 g					
Banane-Figue bien mûre	56 g (1/2)			56 g			
Banane-Figue peu mûre							
Banane plantain							
Banane séchée	30 g	30 g					
Canneberges séchées	15 g	15 g					
Cantaloup	120 g	120 g					
Carambole							
Cerise	20 g			20 g		25 g	

Aliments	Quantité						
	Autorisé Jusqu'à	Non autorisé à partir de					
		Fructanes	Galactanes	Fructose	Mannitol	Sorbitol	Lactose
Clémentine							
Dates	*8 g*	*8 g*					
Durian	150 g						
Figue de barbarie							
Figues fraiches	*5 g*			*5g*			
Figues séchées	*20 g*	*20 g*					
Fraises							
Framboises	*60 g*	*60 g*					
Fruit de l'arbre à pain							
Fruit de la passion	*46 g*	*46 g*					
Fruit du dragon							
Goyave en conserve dans du sirop	*45 g*	*45 g*		*54 g*			
Goyave fraiche mûre							
Goyave pas mûre	*10 g*			*10 g*			
Groseilles séchées	*13 g*	*13 g*					
Grenade	*45 g*	*45 g*					
Jus de citron jaune	*125 g*	*125 g*					
Jus de citron vert	*250 g*	*250 g*					
Kaki	*60 g*	*60 g*					

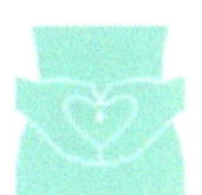

Aliments	Quantité						
	Autorisé Jusqu'à	Non autorisé à partir de					
		Fructanes	Galactanes	Fructose	Mannitol	Sorbitol	Lactose
Kiwi	150 g	150 g					
Kumquats pelés	76 g	76 g					
Kumquats non pelés	88 g	88 g					
Litchi / lychee	30 g					30 g	
Longane	25 g	30 g				25 g	
Mandarine							
Mangoustan	50 g	50 g					
Mangue	40 g			40 g			
Melon, melon miel	90 g	90 g					
Mûre	4 g (1)					4 g	
Myrtilles	40 g	40 g					
Nectarine	18 g	25 g				18 g	
Noix de coco fraiche	64 g					64 g	
Noix de coco râpée séchée	30 g					30 g	
Orange							
Pamplemousse	80 g	80 g					
Papaye							
Papaye séchée	5 g	5 g					
Pastèque	15 g	20 g		15 g			

Aliments	Quantité						
	Autorisé Jusqu'à	Non autorisé à partir de					
		Fructanes	Galactanes	Fructose	Mannitol	Sorbitol	Lactose
Pêche blanche	*18 g*	*20 g*				*18 g*	
Pêche jaune	*30 g*					*30 g*	
Pomme Granny Smith	*25 g*			*30 g*		*25 g*	
Pommes Pink Lady	*20 g*			*28 g*		*20 g*	
Raisin							
Raisins secs	*13 g*	*13 g*					
Ramboutan	*48 g*	*48 g*					
Rhubarbe							
Tamarillo	*25 g*			*25 g*			
Tamarin	*8 g*	*8 g*					

2.5. Les céréales

2.5.1 Le pain

En ce qui concerne le pain au levain, il faut bien faire attention à ce qu'il soit 100% au levain et pas au levain et à la farine et donc qu'il ait eu bien le temps de pousse très long que nécessitent les vrais pains au levain. J'en parle dans cet article:

fodmap-avec-blanche.com/painaulevain

Aliments	Autorisé Jusqu'à	Fructanes	Galactanes	Fructose	Mannitol	Sorbitol	Lactose
		Non autorisé à partir de					
Pain _au levain_ 100% épeautre	82 g	82 g					
Pain _au levain_ à la farine de blé	109 g	109 g					
Pain blanc à la farine de blé	24 g	24 g	36 g				
Pain complet à la farine de blé	24 g	24 g					
Pain complet _au levain_ à la farine de blé	97 g	97 g					
Pain de maïs	70 g	70 g					
Pain de millet							
Pain sans gluten (sans fructose, inuline…)							
Pain sans gluten multi-céréales	37 g	37 g		37 g			
Pain sans gluten aux céréales	40 g	40 g		40 g			
Pain sans gluten riche en fibres	30 g			30 g			
Tortilla de maïs (galette) avec ajout de gommes et fibres	47 g (2)	117 g (5)					
Tortilla de maïs (galette) sans ajout de gommes et fibres							

La colonne "Quantité" regroupe les colonnes Autorisé Jusqu'à et Non autorisé à partir de.

2.5.2 Les céréales et farines

Aliments	Autorisé Jusqu'à	Non autorisé à partir de					
		Fructanes	Galactanes	Fructose	Mannitol	Sorbitol	Lactose
Amandes en poudre	24 g		24 g				
Amidon de maïs : maïzena							
Amidon de pomme de terre							
Amidon de tapioca							
Amarante grains soufflés	10 g	10 g	10 g				
Avoine	60 g	60 g	60 g				
Cornflakes ; flocons de maïs	15g	15 g					
Cornflakes sans gluten ; flocons de maïs							
Farine de maïs							
Farine de Marante / arrow-root							
Farine de millet							
Farine de quinoa							
Farine de riz							
Farine de sarrasin							
Farine de sorgho							
Farine de Teff							
Farine d'igname							

Aliments	Quantité						
	Autorisé Jusqu'à	Non autorisé à partir de					
		Fructanes	Galactanes	Fructose	Mannitol	Sorbitol	Lactose
Flocons d'avoine	50 g	50 g	50 g				
Flocons de quinoa	50 g	50 g					
Flocons de riz							
Flocons de sarrasin cuits	120 g		120 g				
Gruau d'avoine	60 g	60 g	60 g				
Gruau de sarrasin							
Levure alimentaire / Nutritionnelle en flocons							
Millet décortiqué							
Millet entier	125 g		125 g				
Pâtes aux œufs	40 g	40 g					
Pâte à Wonton / Won							
Pâtes de riz blanc (cuit)							
Pâtes de riz complet (cuit)							
Pâtes de quinoa (cuit)							
Pâtes de Kelp / Varech (algue)							
Pâtes de pois chiches (cuit)	100 g		100 g				
Pâte Filo / Phyllo	20 g	20 g					
Pâtes sans gluten (cuit)							

Aliments	Quantité						
	Autorisé Jusqu'à	Non autorisé à partir de					
		Fructanes	Galactanes	Fructose	Mannitol	Sorbitol	Lactose
Polenta (cuite)							
Poudre d'amande	*24 g*		*24 g*				
Quinoa noir, rouge, blanc (cuit)							
Riz basmati (cuit)							
Riz blanc (cuit)							
Riz brun (cuit)							
Riz gluant (cuit)							
Riz rouge (cuit)							
Son d'avoine complet	*22 g*	*22 g*	*22 g*				
Son de riz complet							

2.5.3 _Les snacks, goûter, encas_

Aliments	Autorisé Jusqu'à	Non autorisé à partir de					
		Fructanes	Galactanes	Fructose	Mannitol	Sorbitol	Lactose
Bretzels apéritifs	_21 g_	_21 g_					
Biscuit fourré à la crème nappé de chocolat	_17 g_	_17 g_					
Biscuits d'avoine	_36 g_	_36 g_					
Chips sans ail ni oignon							
Chips de maïs (tortilla chips) sans ail ni oignon							
Crackers de riz	_34 g_	_34 g_					
Crackers salés	_14 g_	_14 g_					
Cracottes de riz							
Cookie aux pépites de chocolat	_12 g_	_12 g_					
Galette de maïs soufflée	_12 g_	_12 g_					
Galette de riz soufflée	_28 g_	_28 g_		_28 g_			
Pâte à tartiner	_22 g_						_22 g_
Popcorn							

2.6.1 *Les noix et les graines*

Aliments	Autorisé Jusqu'à	Non autorisé à partir de					
		Fructanes	Galactanes	Fructose	Mannitol	Sorbitol	Lactose
Amandes	12 g (10)		12 g				
Cacahuètes							
Châtaignes grillées	84 g (10)	84 g	84 g				
Châtaignes (cuites dans l'eau)	168 g (20)	168 g	168 g				
Graines d'egusi	24 g	24 g	24 g				
Graines de chanvre	20 g		20 g				
Graines de chia noires, blanches	24 g	24 g					
Graines de citrouille / potiron	23 g	23 g					
Graines de cumin	10 g		10 g				
Graines de courge	24 g	24 g	24 g				
Graines de lin	15 g 1 CàS	15 g					
Graines de pavot noires et blanches							
Graines de sésame	11 g	11 g					
Graines de tournesol	6 g	6 g					

Aliments	Quantité						
	Autorisé Jusqu'à	Non autorisé à partir de					
		Fructanes	Galactanes	Fructose	Mannitol	Sorbitol	Lactose
Noisettes	*15 g* (10)	*15 g*	*15 g*				
Noix	*30 g* (10)	*30 g*					
Noix de Cajou activées (trempées plusieurs heures puis séchées)	*15 g*	*15 g*	*15 g*				
Noix de macadamia							
Noix de pécan	*20 g* (10)	*20 g*					
Noix du Brésil	*40 g* (10)		*40 g*				
Pignons de pin	*14 g*	*14 g*					
Souchets / Noix tigrées							

2.6.2 Les légumes secs et les légumineuses

Les légumes secs qui sont restés longtemps dans un liquide, à tremper, à bouillir ou en conserve ont leur quantité de FODMAP qui a diminué, car une partie des FODMAP sont passés dans l'eau de cuisson. Il ne faut donc pas consommer leur eau de cuisson

Exemple : **ne pas utiliser l'eau de cuisson ou de la boite de conserve des pois chiches** pour la monter en neige et ainsi remplacer les blancs d'œufs dans une mousse au chocolat !

Donc quand on utilise ces légumineuses en conserve ou bouillis dans beaucoup d'eau, il faut **bien les égoutter puis les rincer !**

Pour en savoir plus, vous pouvez aller lire mon article:

fodmap-avec-blanche.com/diminuerfodmap

Aliments	Autorisé Jusqu'à	Non autorisé à partir de				
		Fructanes	Galactanes	Fructose	Mannitol	Sorbitol	Lactose
Chana daal en boite de conserve (lentilles indiennes)	46 g		46 g				
Haricots Adzuki bouillis	35 g	35 g	35 g				
Haricots Adzuki en conserve	38 g	38 g	38 g				
Haricots blancs à la sauce tomate en boite de conserve	10 g	15 g	10 g	15 g			
Haricots blancs en boite de conserve	35 g		35 g				
Haricots de Lima	39 g	39 g	39 g				
Haricots mungos en graines bouillies	53 g	53 g	53 g				
Haricots mungo germés	95 g		95 g				

Aliments	Quantité						
	Autorisé Jusqu'à	Non autorisé à partir de					
		Fructanes	Galactanes	Fructose	Mannitol	Sorbitol	Lactose
Haricots rouges bouillis	40 g	45 g	40 g				
Haricots rouges en conserve	40 g		40 g				
Haricots rouges germés	25 g	30 g	25 g				
Lentilles corail	23 g		23 g				
Lentilles du Puy cuites	30 g	30 g	30 g				
Lentilles en boite de conserve	46 g	46 g	46 g				
Lentilles vertes bouillies	23 g	23 g	23 g				
Pois chiche en conserve seulement	42 g		42 g				
Urid dal / Urid dahl bouillis	46 g		46 g				

2.6.3 Les alternatives à la viande pour végétariens

Malheureusement, les graines de soja ont une teneur élevée en FODMAP tel quel. Cependant, elles peuvent être consommées sous forme de tofu ferme nature, mais pas sous forme de tofu soyeux qui est riche en FODMAP.

Pour en savoir plus, vous pouvez aller lire mon article:

fodmap-avec-blanche.com/soja

Aliments	Autorisé Jusqu'à	Fructanes	Galactanes	Fructose	Mannitol	Sorbitol	Lactose
				Quantité			
				Non autorisé à partir de			
Faux poulet à partir de soja	50 g	50 g	50 g				
Poudre de protéine de pois							
Poudre de remplacement des œufs							
Quorn haché (sans ail ni oignons)							
Tempeh nature	100 g	100 g	100 g				
Tofu ferme / extra ferme et nature égouttés (pas le soyeux)							

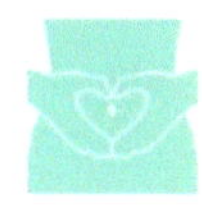

2.7. La viande, le poisson, les œufs …

<u>Tous les poissons, œufs, fruits de mer et viandes</u> non transformés ou transformés sans ail, ni oignons, ni autre aliment riche en FODMAP sont <u>sans FODMAP</u>. Donc il est préférable de **les prendre** à chaque fois **natures** ou sinon bien vérifier la liste des ingrédients. Et bien sûr limiter les matières grasse lors d'un repas car elles peuvent être irritantes en trop grosse quantité et peuvent donc déclencher des symptômes.

Si vous voulez connaître quels autres aliments sont aussi sans FODMAP vous pouvez aller lire mon article:

fodmap-avec-blanche.com/sansfodmap

Aliments	Quantité						
	Autorisé Jusqu'à	Non autorisé à partir de					
		Fructanes	Galactanes	Fructose	Mannitol	Sorbitol	Lactose
Agneau							
Bacon							
Bœuf							
Crevettes							
Dinde							
Fois gras							
Fruits de mer							
Huitres							
Lardons							

Aliments	Autorisé Jusqu'à	Non autorisé à partir de					
		Fructanes	Galactanes	Fructose	Mannitol	Sorbitol	Lactose
Mousse de foie de canard							
Œufs							
Poissons							
Porc							
Poulet							
Sardines à l'huile en conserve							
Saucisson (sans ail, oignon…)							
Saumon nature en conserve							
Terrine de campagne (sans ail, oignon…)							
Thon à l'huile en conserve							
Thon nature en conserve							
Veau							

2.8. Les produits laitiers et alternatives

Dans la majorité des cas, le seul FODMAP présent dans les produits laitier est le lactose:

Si vous voulez en savoir plus sur les produits laitiers et le lactose, vous pouvez aller lire mon article:

fodmap-avec-blanche.com/produitslaitiers

2.8.1 Les fromages

Certains fromage ne contiennent plus que des traces de lactose et donc restent pauvre en FODMAP quelque soit la quantité. On peut donc en consommer autant qu'on veut pour avoir une alimentation pauvre en FODMAP.

En revanche ils contiennent des matières grasses et un excès de matière grasse peut déclencher des symptômes. Il faut donc limiter la quantité en fonction de vos tolérances.

Aliments	Quantité					
	Autorisé Jusqu'à	Non autorisé à partir de				
		Fructanes	Galactanes	Fructose	Mannitol	Sorbitol	Lactose
Abondance							
Babybel (mini)							
Beaufort							
Boursin (sans ail, oignon…)	30 g						30 g
Brie							

Aliments	Autorisé Jusqu'à	Non autorisé à partir de					
		Fructanes	Galactanes	Fructose	Mannitol	Sorbitol	Lactose
Camembert							
Cancoillotte	*27 g*						*27 g*
Cantal	*100 g*						*100 g*
Carré de l'Est	*50 g*						*50 g*
Carré frais (à tartiner)	*30 g*						*30 g*
Chaource	*50 g*						*50 g*
Comté							
Cottage cheese (à tartiner)	*30 g*						*30 g*
Coulommiers	*50 g*						*50 g*
Cream cheese (St Môret, Philadelphia…)	*40 g*						*40 g*
Cheddar							
Edam	*50 g*						*50 g*
Emmental							
Époisses	*50 g*						*50 g*
Feta							
Fromage de Brebis (Pecorino…)	*40 g*						*40 g*
Fromage de chèvre	*40 g*						*40 g*
Fromage frais	*24 g*						*24 g*

Aliments	Quantité						
	Autorisé Jusqu'à	Non autorisé à partir de					
		Fructanes	Galactanes	Fructose	Mannitol	Sorbitol	Lactose
Fromage à base de soja	40 g		40 g				
Fromage fondu pour sandwich / croques Mr							
Fromage Haloumi	40 g						40 g
Fromage Havarti							
Gouda	100 g						100 g
Gruyère							
Kiri	30 g						30 g
Laguiole	100 g						100 g
Langres	50 g						50 g
Livarot	50 g						50 g
Maroilles	50 g						50 g
Mascarpone	25 g						25 g
Mimolette	100 g						100 g
Mont d'Or	50 g						50 g
Morbier	100 g						100 g
Mozzarella	40 g						40 g
Munster	50 g						50 g
Neufchâtel	50 g						50 g
Ricotta	40 g						40 g

Aliments	Autorisé Jusqu'à	Non autorisé à partir de					
		Fructanes	Galactanes	Fructose	Mannitol	Sorbitol	Lactose
Ossau-Iraty	100 g						100 g
Parmesan	32 g						32 g
Philadelphia	30 g						30 g
Pont-l'Evêque (pâte molle)	50 g						50 g
Pyrénées	100 g						100 g
Raclette	125 g						125 g
Reblochon	50 g						50 g
Ricotta	40 g						40 g
Roquefort	50 g						50 g
Saint Môret	30 g						30 g
Saint Nectaire	100 g						100 g
Saint Paulin	100 g						100 g
Salers	100 g						100 g
Tartare	30 g						30 g
Tome de Bauges	100 g						100 g
Tome de Savoie	100 g						100 g
Tome noire des Pyrénées	100 g						100 g

2.8.2 Les yaourts, les fromages blancs, les crèmes...

Aliments	Quantité						
	Autorisé Jusqu'à	Non autorisé à partir de					
		Fructanes	Galactanes	Fructose	Mannitol	Sorbitol	Lactose
Crème anglaise	25 g						25 g
Crème fleurette	30 ml						30 ml
Crème fouettée 10% (chantilly)	25 g						25 g
Crème fouettée 30% (chantilly)	30 g						30 g
Crème fraiche	40 g						40 g
Crème fraiche épaisse	30 g						30 g
Crème glacée / glace à la vanille	30 g						30 g
Faisselle de fromage blanc	40 g						40 g
Fromage blanc / fromage cottage	40 g						40 g
Kéfir de lait	25 ml						25 ml
Petit suisse nature 40%	30 g						30 g
Yaourt à boire	25 ml						25 ml
Yaourt aromatisé	25 g						25 g
Yaourt de noix de coco							

Aliments	Quantité						
	Autorisé Jusqu'à	Non autorisé à partir de					
		Fructanes	Galactanes	Fructose	Mannitol	Sorbitol	Lactose
Yaourt de brebis	45 g						45 g
Yaourt de chèvre	33 g						33 g
Yaourt de vache nature	20 g						20 g
Yaourt de vache nature fait maison (fermentation longue)							
Yaourt sans lactose							

2.8.3 Le lait animal et ses alternatives

Aliments	Autorisé Jusqu'à	Non autorisé à partir de					
		Fructanes	Galactanes	Fructose	Mannitol	Sorbitol	Lactose
Lait caillé	*22 ml*						*22 ml*
Lait concentré	*8 ml*						*8 ml*
Lait de brebis	*21 ml*						*21 ml*
Lait de chèvre	*20 ml*						*20 ml*
Lait de vache concentré sucré	7 ml						7 ml
Lait de vache écrémé	20 ml						20 ml
Lait de vache entier	20 ml						20 ml
Lait de vache ½ écrémé	15 ml						15 ml
Lait de vache sans lactose (délactosé)							
Lait / jus d'amande	250 ml						
Lait / jus d'avoine	*30 ml*		*30 ml*				
Lait / jus de chanvre	*250 ml*		*250 ml*				
Lait de chèvre	*30 ml*						*30 ml*
Lait en poudre écrémé	*2 g*						*2 g*
Lait en poudre entier	*3 g*						*3 g*

Aliments	Quantité						
	Autorisé Jusqu'à	Non autorisé à partir de					
		Fructanes	Galactanes	Fructose	Mannitol	Sorbitol	Lactose
Lait/jus de coco en brique UHT	120 ml	120 ml					
Lait/jus de coco en conserve	60 ml					60 ml	
Lait/Jus de graines de soja	45 ml		45 ml				
Lait/jus de noix de macadamia							
Lait/jus de quinoa nature	250 ml	250 ml					
Lait / Jus de protéines de soja (<u>pas de la graine entière</u>)							
Lait / jus de soja (graine entière)	40 ml		40 ml				
Lait / jus de riz	200 ml	200 ml					
Lait maternel	11 ml						11 ml
Petit lait en poudre	2 g						2 g

2.9.1 Les herbes et les épices

Aliments	Autorisé Jusqu'à	Fructanes	Galactanes	Fructose	Mannitol	Sorbitol	Lactose
5 épices							
Aneth							
Anis étoilé séché							
Assa-foetida (poudre d'Ase fétide)							
Basilic frais							
Basilic Thai	160 g	160 g		160 g			
Cannelle (en tige en poudre)							
Cardamome							
Cari (feuilles)							
Ciboulette							
Ciboulette asiatique	160 g			160 g			
Citronnelle							
Citron Kaffir (feuilles)							
Clous de girofle							
Coriandre							
Cresson frais							
Cumin							

Aliments	Autorisé Jusqu'à	Non autorisé à partir de					
		Fructanes	Galactanes	Fructose	Mannitol	Sorbitol	Lactose
Curcuma							
Curry (poudre)							
Estragon							
Extrait de vanille							
Fenugrec (feuilles)							
Goraka							
Graine de fenugrec							
Graines de coriandre							
Graines de fenouil							
Graines de moutarde							
Gousses de vanille							
Laurier (feuilles)	*1 g (1)*			*1 g*			
Mélange d'épices							
Menthe fraiche							
Noix de Muscade							
Origan sec	*3 g 1 CàS*					*3 g*	
Pandan / rampa (feuilles)							
Paprika							

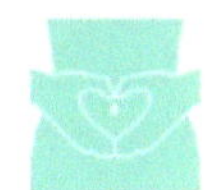

Aliments	Quantité						
	Autorisé Jusqu'à	Non autorisé à partir de					
		Fructanes	Galactanes	Fructose	Mannitol	Sorbitol	Lactose
Pâte miso							
Persil frais							
Poivre noir							
Poudre de piment / chili							
Romarin frais							
Safran							
Sauge fraiche							
Thym frais							

2.9.2 Les condiments et les sauces

Aliments	Autorisé Jusqu'à	Non autorisé à partir de					
		Fructanes	Galactanes	Fructose	Mannitol	Sorbitol	Lactose
Câpres dans du vinaigre							
Câpres salés							
Caviar d'aubergine sans ail							
Concentré de tomate							
Cornichons							
Gelée à la menthe							
Ketchup							
Mayonnaise							
Mayonnaise allégée							
Moutarde							
Moutarde de Dijon (à l'américaine)	23 g	23 g	23 g				
Moutarde de Dijon à l'ancienne (la vraie avec les grains de moutarde)							
Moutarde de Dijon (la vraie)							
Oyster sauce / aux huitres	20 g	20 g					
Pâte de crevettes							
Pâte de Tamarin	11 g	11 g					
Pâte miso							

Aliments	Quantité						
	Autorisé Jusqu'à	Non autorisé à partir de					
		Fructanes	Galactanes	Fructose	Mannitol	Sorbitol	Lactose
Pesto	10 g	10 g					
Raifort	42 g	42 g					
Sauce aigre-douce							
Sauce à la menthe							
Sauce barbecue							
Sauce nuoc-mam (de poisson)							
Sauce rémoulade							
Sauce soja							
Vegemite (pâte à tartiner)							
Verjus	42 g		42 g				
Vinaigre balsamique	21 g			21 g			
Vinaigre de cidre							
Vinaigre de malt							
Vinaigre de riz							
Vinaigre de vin rouge							
Wasabi (pâte)							
Worcestershire sauce							

2.10. Les matières grasses

Les matières grasses natures sont toujours pauvres en FODMAP car par définition, les matières grasses sont composées principalement de lipides et que les FODMAP sont des glucides. **Même le beurre est pauvre en Lactose jusqu'à 170 g**; il ne reste que des traces de lactose qui ne déclencheront aucun symptômes même chez les plus intolérants au lactose.

En revanche consommer trop de lipides peut être irritant pour les intestins donc ils sont à limiter mais absolument pas à éliminer même en cas de régimes car ils contiennent souvent des acides gras essentiels si on varie bien le type de matières grasses consommées.

Aliments	Quantité						
	Autorisé Jusqu'à	Non autorisé à partir de					
		Fructanes	Galactanes	Fructose	Mannitol	Sorbitol	Lactose
Babeurre	25 g						25 g
Beurre	170 g						170 g
Huile d'arachide							
Huile d'avocat							
Huile de canola							
Huile de coco							
Huile de noix							
Huile de truffe							
Huile d'olive							

Aliments	Quantité						
	Autorisé Jusqu'à	Non autorisé à partir de					
		Fructanes	Galactanes	Fructose	Mannitol	Sorbitol	Lactose
Huile d'olive extra vierge							
Huile d'olive vierge							
Huile infusée à l'ail							
Huile de sésame							
Huile de son de riz							
Huile de tournesol							
Huile végétale							
Graisse de canard							
Margarine	*100 g*						*100 g*
Mayonnaise allégée ou non							

2.11. Les produits sucrés

Aliments	Autorisé Jusqu'à	Non autorisé à partir de					
		Fructanes	Galactanes	Fructose	Mannitol	Sorbitol	Lactose
Barre de crème glacée	9 g						9 g
Chocolat au lait	15 g						15 g
Chocolat blanc	15 g						15 g
Chocolat noir	30 g						30 g
Chocolat noir 85%	40 g		350 g				
Choux à la crème, éclair, religieuse…	83 g						83 g
Confiture à la fraise (pas allégée ni sucrée avec du sirop de fructose ou de maïs)							
Confiture à la fraise avec du sirop de fructose ou maïs	10 g			10 g			
Confiture de fruit pauvre en FODMAP							
Confiture / Mélasse de coco	11 g	11 g					
Crème dessert (vanille, chocolat, caramel…)	16 g						16 g
Flan	16 g						16 g
Gelée de citron allégée (instant Jelly préparée)							
Gelée de coings	13 g	13 g					
Gelée de fraise (Jelly préparée)							
Gelée de framboise (Jelly préparée)							
Marmelade							

Aliments	Autorisé Jusqu'à	Non autorisé à partir de					
		Fructanes	Galactanes	Fructose	Mannitol	Sorbitol	Lactose
Mélasse (sirop)	*5 g*	*5 g*		*5 g*			
Miel	*7 g*			*7 g*			
Sirop d'agave	*5 g*	*5 g*		*5 g*			
Sirop d'érable							
Sirop de malt de riz							
Sirop de sorgho	*20 g*	*20 g*					
Sirop doré (golden Syrup)	*7 g*	*7 g*					
Stévia en poudre							
Sucre blanc							
Sucre complet							
Sucre de noix de coco	*4 g*	*4 g*		*4 g*			
Sucre de palme							
Sucre glace							
Sucre roux / brun / cassonade							

2.11. Divers

Aliments	Autorisé Jusqu'à	Non autorisé à partir de					
		Fructanes	Galactanes	Fructose	Mannitol	Sorbitol	Lactose
Agar Agar	7 g						
Beurre d'amandes	*20 g*		20 g				
Beurre de cacahuète	*50 g*			50 g			
Bouillon cubes classiques	*2 g 1/4*	2 g					
Bouillon cube KNORR de poule dégraissé	6 g 1						
Levure alimentaire / Nutritionnelle en flocons	16 g						
Poudre d'Açaï	20 g						
Poudre d'herbe de blé	3g 1 CàC						
Poudre de lait de coco	20 g						
Poudre de spiruline	8 g 2 CàC						

3. <u>Derniers conseils importants</u>

D'une façon générale, pour avoir une alimentation pauvre en FODMAP, il ne faut consommer que les aliments contenus dans ce guide et limiter ceux qui sont indiqués avec une limitation de quantité pour certains FODMAP.

Il est conseillé de limiter au maximum les plats tout préparés (idéalement exclure). Si vous voulez les inclure, vous devez être capable de comprendre chaque ingrédient mentionné sur l'étiquette pour vérifier sa teneur en FODMAP.

Vous verrez aussi, que certains aliments, bien que pauvres en FODMAP, peuvent être irritant pour vous, les plus fréquents sont le thé et le café, les épices, les graines entières, les aliments trop sucrés ou trop gras...

Rappelez-vous que la phase 1, 100% pauvre en FODMAP ne doit pas durer trop longtemps : au maximum 12 semaines.
Ensuite, quand vous avez été soulagé de vos symptômes d'au moins 50 % pendant 2 semaines, vous pouvez passer à la phase de test par réintroduction.

4. La formation de 7 jours GRATUITE en vidéo

Si vous voulez en savoir plus sur le syndrome de l'intestin irritable et comment en réduire les symptômes grâce à l'alimentation pauvre en FODMAP. Vous pouvez vous inscrire à la formation gratuite de 7 jours en vidéo (si vous ne vous y êtes pas déjà inscrit).

Vous y découvrirez en vidéo :

- Ce qu'est le syndrome de l'intestin irritable et comment le reconnaître
- Comment se fait le diagnostic du SII
- Comment les FODMAP peuvent déclencher vos symptômes
- Les différentes étapes de l'alimentation pauvre en FODMAP
- Comment utiliser le guide des 500 aliments pauvres en FODMAP et les quantités indiquées.
- Comment vous débarrasser définitivement de vos troubles intestinaux

....

Vous pouvez vous inscrire depuis cette page:
fodmap-avec-blanche.com/formationgratuite

Alors bon débuts dans l'alimentation pauvre en FODMAP vers un mieux être intestinal !

Blanche

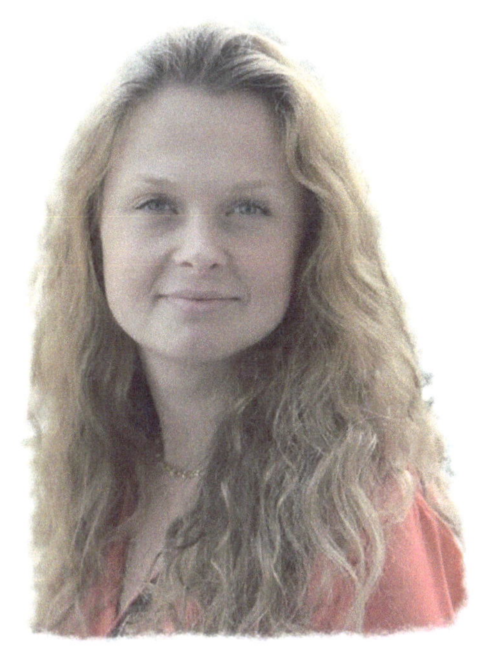

Blanche Vidal Soler
Diététicienne-Nutritionniste
Experte en troubles intestinaux dus au
Syndrome de l'Intestin Irritable
Formée par la Monash University

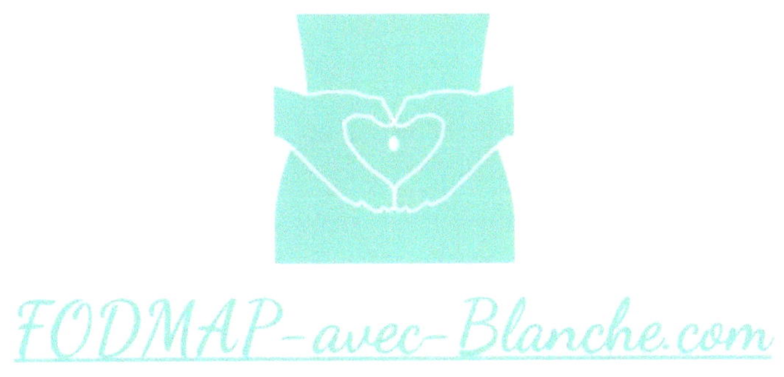

FODMAP-avec-Blanche.com

Notes

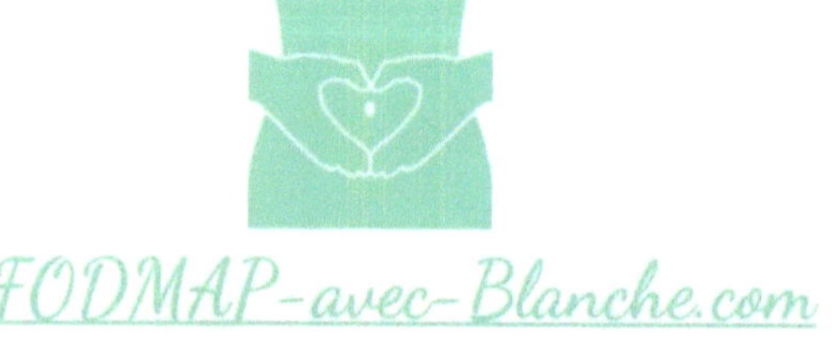

FODMAP-avec-Blanche.com